Neuropatía Periférica:

Nueve Pasos Simples Para

Reducir El Dolor

Dean S Lewis MT

ISBN: 1508778620
ISBN 13: 978-1-5087-7862-2
CreateSpace Independent Publishing Platform
North Charleston, South Carolina

Índice

DEAN S. LEWIS MT

Prólogo

Este libro ha sido diseñado para mostrarte cómo pasé de estar en la cama de un hospital a aprender a cómo usar la silla de ruedas, usar una caminadora y finalmente caminar por mi propia cuenta de nuevo. Está diseñado para motivarte a vivir la vida que deseas sin tener neuropatía periférica o dolor crónico que impida que lo hagas. Descubrí estos pasos a lo largo de mi vida cotidiana para complementar los medicamentos que estaba tomando. Hoy ya no tomo ningún medicamento para mi neuropatía periférica. Esta decisión fue tomada hace muchos años después de consultar con mi médico y alejarme de mis medicinas.

Los contenidos de este libro son para propósitos informativos solamente y no deben usarse para el autodiagnóstico o auto medicarse. Siempre consulta a un profesional de la salud respecto a tu neuropatía periférica u otros problemas médicos.

*Este libro está protegido por leyes de protección de la propiedad intelectual. No debe ser copiado, distribuido o vendido sin haber recibido consentimiento del autor.

Hay enlaces en este libro por las cuales recibo compensación.

DEAN S. LEWIS MT

Agradecimientos

Quiero agradecer a mi madre, Marcia; a mi padre, Ludwell; mi abuela, Valda; mi tía, Colet; mis hermanas, Tracey Ann y Celia; mi hermano, Kristopher; y mi adorada esposa, Tanya, por su apoyo durante este proceso. También deseo agradecer a mi hijo, Preston, por inspirarme a continuar esta travesía. Gracias a los miembros del Team Kava Mastermind por motivarme a perseguir mi motivación por ayudar a los demás. A mis estimados amigos que estuvieron conmigo desde el comienzo y me llevaron hasta los doctores y a las citas de terapia física, a los miembros de mi grupo local de neuropatía periférica y para quienes han hecho la compra, gracias por su apoyo.

Introducción

Podrías estar diciendo "¿Nueve pasos?" Algunos podrían decir que es demasiado o muy poco. Aun así, he logrado vivir una vida plena, aunque había padecido de neuropatía periférica por casi catorce años. Comencé a padecer neuropatía periférica en 1998 después de sufrir un fallo sistémico en múltiples órganos. En aquel entonces, me dieron varios medicamentos, entre ellos, antibióticos, esteroides, insulina y muchos más, a fin de mantenerme con vida ya que mi cuerpo no funcionaba correctamente. Mi cuerpo atravesó esta montaña rusa durante dos meses y hay partes que incluso no recuerdo ya que me pusieron en coma inducido con el propósito de salvarme la vida. Estoy aquí ahora, escribiendo éste libro, dado que aquellos doctores hicieron una excelente labor. He logrado trabajar a tiempo completo, perseguir mis pasiones (por ejemplo, ir al gimnasio, un requerimiento muy importante con mi neuropatía), conducir mi dragster y hacer paracaidismo en tándem, por nombrar algunas.

Este libro es para ti si experimentas cualquiera de lo siguiente:
Dolor incontrolable
Frustración
Infelicidad
Desesperación
Depresión
Temor (a perder tu empleo, cuidar de ti mismo, temor a lo desconocido)
Sentir que nadie puede identificarse con tu dolor

He experimentado uno o más de estas más de alguna vez a lo largo de catorce años. No obstante, he triunfado. ¡Tú puedes también!

He escrito este libro para compartir cómo estos nueve pasos me han ayudado a reducir mi dolor producto de la neuropatía periférica. He descubierto que estos pasos son relativamente fáciles de incorporar a tu vida cotidiana y espero que a ti te parezca lo mismo también.

Mi esperanza es que este libro de ayude a darte cuenta de cómo:

1. Tomar el control de tu neuropatía periférica;

2. Hacer las cosas que te gustan y poder hacerlas con seguridad (bailar, caminatas con tus seres queridos, irte de vacaciones, ejercitarte);

3. Tener la mente en paz;

4. Contar con una mayor comprensión de ti mismo con la neuropatía periférica; y...

5. Transformar tu vida de dolor, resentimiento y frustración a una vida que sea rica y plena.

Uno
Cómo Comenzó "Esto" y Conociendo Tu Neuropatía Periférica

D escubrí la neuropatía periférica durante el proceso de recuperación que atravesé luego de un fallo sistémico multi-órgano. Tu descubrimiento podría haber ocurrido cuando averiguaste que tenías diabetes, después de alguna enfermedad grave como la mía, después de una lesión deportiva, debido una enfermedad autoinmune, o por otras situaciones. Las nuevas causas de la neuropatía periférica crecen cada día.

Mi travesía comenzó un domingo por la mañana del 26 de julio cuando me sentí débil y tuve que sentarme. Estaba en la iglesia, sirviendo como asistente. Tenía apenas 25 años y estaba en forma, así que no estaba preocupado. Recuerdo haber pedido a mi mejor amigo que llevará a la casa debido a que todavía me sentía débil al final del culto religioso. Me sentí bastante bien como para ir a una celebración de aniversario más tarde esa noche. Comí, hablé, reí y jugué uno de mis juegos favoritos, voleibol. Mi novia en aquellos días me llevó a la casa y estaba listo para irme a dormir. Ni idea de que la segunda vuelta estaba por comenzar. De pronto sentí tal dolor abdominal intenso que no sé si las palabras "llamen a la ambulancia" de verdad salieron de mi boca. Mi habitación estaba en el sótano, así que nadie me pudo escuchar, ni tampoco pude alcanzar el teléfono para llamar al 911.

Me levanté la mañana siguiente sudando helado. Me duché, me vestí y pedí a mi Hermana que me acompañara al doctor. Me sentí con fuerza suficiente como para conducir mi auto el pequeño trayecto hasta el doctor con mi hermana al lado. Llegué a donde al doctor y mis síntomas en ese instante sugerían que tenía algún problema estomacal o envenenamiento alimenticio. Me recetaron algunos medicamentos y fui enviado a la casa. A la semana siguiente regresé a donde el doctor, pero esta vez tuvieron que llevarme. Mis síntomas estaban empeorando y comencé a sentirme preocupado a este punto. El doctor me vio y me prescribió antibióticos. Comencé a tomar los antibióticos el lunes y ya para el martes me sentía mucho peor. Recuerdo haberme despertado de forma violenta de mi siesta en el sillón. Sentía como si me quemaba por dentro. Grité a mis hermanas para pedir ayuda y les pedí agua. Necesitaba agua de inmediato, ¡bastante agua! Me sentía tan caliente que me arroje agua al rostro. Así fue. Le pedí a mi hermana que llamara al 911.

Me llevaron al hospital, donde fui admitido y una batería de pruebas comenzó. Este fue al comienzo de agosto de 1998. Los médicos no podían descubrir lo que estaba mal y por qué yo estaba emporando rápidamente. Mi familia no recibió la mejor de las noticias, pero sabía que nunca me abandonarían porque no me rindo tan fácilmente. Los primeros días fueron confusos para mí. Recuerdo algunos visitantes, pero no mucho más que eso. Me trasladaron a un hospital diferente una vez que me estabilicé. Mi situación era tan mala que me pusieron en un coma inducido. El hospital hizo un gran trabajo apoyándome para mantenerme vivo. Durante este tiempo, yo recuerdo haber tenido los sueños más locos. Parecían tan reales y eran peores que una escena de una película de ciencia ficción con monstruos. Yo estaba en un tren de carga que estaba completamente a oscuras y estos monstruos estaban a mí alrededor. Sin embargo, a pesar de todo, había alguien conmigo, diciéndome que estaría bien, que no me preocupara. No podía ver a esta persona, pero he oído la voz. Sentí que estaba escuchando a miembros de la familia o a mi ángel guardián enviado por Dios. A lo largo de mi hospitalización, numerosos órganos fallaron. Uno de los últimos órganos en fallar fue mi corazón. Gracias a Dios por la tecnología moderna que volví de nuevo a la vida por electroshock. Mi corazón empezó a latir de nuevo, pero yo estaba inconsciente y había recibido una traqueotomía (un orificio se hizo en la garganta para que un ventilador me ayudara a respirar). Una vez me desperté, mi ritmo cardíaco era alta alrededor de los 130s. El personal médico tiene mi ritmo cardíaco a un nivel más estable, pero aún no estaba fuera de peligro. Durante las próximas semanas, parecía que mi cuerpo empezaba a sanar. Yo había estado en el hospital durante dos meses.

Fui trasladado desde la unidad de cuidados intensivos (UCI) a una unidad inferior. Tuve una rutina a seguir cada día. Durante unas horas cada día, la enfermera me pondría en una silla cómoda donde me sentaba, contaba los coches y miraba hacia fuera para ver al ferry hacer su viaje habitual. Todavía no podía hablar y mis dedos no estaban lo suficientemente fuertes como para escribir. Esto fue parte de mi rehabilitación y para sacarme de la cama, ya que, estar recostado por demasiado tiempo puede crear descomponer la piel. Comencé a hacer inventario de mi cuerpo para ver lo que estaba funcionando. Apenas podía mover alguna de mis extremidades y mi mandíbula se sentía como que estaba cerrada con hilo. Decidí no entrar en pánico, puesto que estudié ciencias de laboratorio clínicos, estaba familiarizado con el cuerpo humano. Decidí ayudar a mi cuerpo en todo. Empecé a visualizar haciendo actividades diarias como levantarse, lavarse los dientes y así sucesivamente. Uno de mis favoritos era visualizar conduciendo mi automóvil de transmisión manual. Me sentía bien.

Puedo recordar claramente en octubre de 1998, cuando fui asistido para una posición de asiento en mi cama de hospital por un auxiliar de enfermería y sentí uno de los peores dolores que he sentido. Se sentía como si yo había entrado en un gran nido de hormigas rojas que te pican la carne viva. Sólo que se sentía como ser mordido por miles de ellas desde mis muslos hasta los pies. Mis piernas, literalmente, se sentían como si estuvieran prendidas en fuego. Grité a la auxiliar de enfermería que me recostara inmediatamente y pedí hielo para que me pusieran en mis pies. El hielo no funcionó, en cambio lo empeoró. Mis pies de verdad se entumecieron por el efecto adormecedor del hielo que nunca he sentido antes. Yo hacía muecas de dolor mientras pedía que frotaran mis pies. El roce sirvió como distracción mientras el dolor fue de un nivel mayor de diez a nivel ocho.

Aquí yo estaba pensando que había escapado de lo peor y estaba en el camino de la recuperación, pero estaba a punto de descubrir el misterio del dolor. Me acuerdo de una doctora entrando a la habitación y presentándose como la neuróloga. Me pregunté a mí mismo: "¿Para qué necesito un neurólogo?" Tocó mis piernas, pies y dedos del pie mientras preguntaba sobre mi nivel de sensibilidad. Para mi desgracia, no pude sentir cuando ella tocó ciertas áreas en las piernas o en los pies, pero yo experimentado aún más dolor cuando ella tocó una parte particular de mis pies. Me sentía asustado, enojado, preocupado y frustrado, entre muchas otras emociones negativas y aterradoras.

Me dijeron que había desarrollado neuropatía periférica. Quería saber qué es exactamente lo que la causó y cómo curarla. Esto no era tan fácil, ya que mis médicos también querían saber lo que pasó. Me dieron un medicamento llamado amitriptilina, que ayudó temporalmente pero me causó latidos rápidos del corazón. Giré mi cabeza para mirar el monitor de frecuencia cardiaca y pude ver a mi corazón que latía en los 150s y oír las alarmas del monitor haciendo sus sonidos habituales a todo volumen. Las enfermeras trataban de decirme que mantuviera la calma. A continuación, me pusieron con Neurontin, lo cual estaba bien, excepto que me daba sueño. En ese momento, sin embargo, sin duda prefería tener sueño que tener un ritmo cardíaco rápido. Me dijeron que lo iba a tener que tomar hasta que mi dolor desapareciera o, por alguna casualidad de la suerte, mi neuropatía se fuera.

A finales de octubre, me trasladaron a un centro de rehabilitación para pacientes hospitalizados, donde hice terapia física para aprender a caminar con mis incapacidades. Yo todavía estaba en un régimen de diez a doce comprimidos por la mañana e inyecciones de Coumadin, las que más odiaba. Eran simplemente una molestia, aunque sé que eran necesarias para prevenir los coágulos sanguíneos. Hice los movimientos de las piernas con mi fisioterapeuta y caminé en una cinta de movimiento lento mientras se está inmerso en agua hasta la cadera. Esto hizo que fuera más fácil para mí para caminar y menor la tensión en mi sistema cardiovascular. El dolor que sentí durante este tiempo fue intenso, y puedo recordar un par de veces no ser el mejor paciente. Ya estaba comiendo por mi cuenta, pero me observaban constantemente por si no me ahogaba con mi comida. Me daban de comer cinco veces al día, porque para el momento que fui admitido en el centro de rehabilitación, había caído a 129 libras. Siendo de seis pies de alto, estaba extremadamente bajo en peso, y mis necesidades nutricionales eran una prioridad también. Este fue un proceso difícil, pero tenía el apoyo de familiares y amigos, lo cual fue un gran estímulo.

Tras salir del centro de rehabilitación en diciembre de 1998, empecé con visitas regulares a mi neurólogo. Mi dolor de la neuropatía cada vez empeoraba, por lo que mi neurólogo siguió subiendo la dosis. Un día tomé dos dosis demasiado seguidas la una de la otra. Me olvidé de que ya había tomado la primera dosis y me tomé la otra. Estaba hablando con un amigo en el teléfono y literalmente me desmayé.

Calcificaciones óseas se habían formado en mis caderas otra complicación que se desarrolló durante mi enfermedad y que tenía que pasar por una cirugía correctiva de cadera. Mi pie izquierdo señalaba de manera permanente hacia el exterior y había desarrollado un pie caído (una condición en la que el pie apunta hacia abajo debido a los músculos frontales debilitados de la pierna o a músculos tensos en la pantorrilla). Tenía miedo de ir a cirugía para corregirlo, temiendo hacer peor mi neuropatía. Sin embargo, si quería caminar mejor y no viajar todo el tiempo, la cirugía era necesaria. Debido a que la condición de la cadera era tan dolorosa, era necesario tomar analgésicos fuertes, que me ponían muy somnoliento. Me sentí como si la vida me acumulaba todo esto encima de mí. Yo sólo tenía apenas 25 años de edad, y mi vida había cambiado drásticamente. Mi vida sin preocupaciones se había convertido en una vida donde tuve discapacidades y tuve que prestar atención a la forma en que llevaba a cabo incluso las actividades simples de la vida. Pasaría los próximos catorce meses yendo a terapia física y luego a un centro de bienestar donde me enseñaron ejercicios seguros para que yo los hiciera.

Mis visitas al neurólogo continuaron. Estaba tomando 900 mg de Neurontin tres veces al día. Mi cuerpo se había acostumbrado a la dosis, por lo que era menos sedante, pero mi dolor no fue disminuyendo. Mi neurólogo quería aumentar la dosis una vez más, pero me negué. Me di cuenta de que tenía que llevar un registro o un diario de lo que sentía cuando me despertaba y durante las actividades regulares como tomar una ducha, comer o ir a la terapia física. Si no podía luchar contra la neuropatía periférica, yo tendría que aprender a convivir con ella y conocer los puntos altos y bajos a lo largo de cada día, semana y mes. Empecé a leer revistas médicas y hablé con mi médico de cabecera y neurólogos acerca de lo que yo pensaba. Quería que el dolor se fuera o al menos disminuyera para que yo pudiera vivir una vida donde pudiera salir con los amigos y la familia y no pasar confinado en casa acurrucado en dolor. Durante los próximos seis meses, me hicieron una biopsia del nervio, un electromiograma (EMG) y varias citas para averiguar más sobre mi neuropatía periférica. La biopsia del nervio no reveló mucho, excepto que había daño causado quizá por una enorme respuesta inflamatoria durante mi enfermedad. Estaba frustrado por que el proceso no arrojaba tantas respuestas como quería, ya que hice muchas pruebas y visité a los neurólogos bastante a menudo.

Me aventuré en el mundo del auto-descubrimiento con mi neuropatía periférica y comencé mi viaje para averiguar lo más que pude sobre la condición, ya que me dijeron que era permanente.

Empecé a analizar a mí mismo desde el momento en que me levanté y durante todo el día. Involucré a familiares y a amigos en este proceso para formar un sistema de apoyo. Otra razón por la que involucré a amigos y a la familia es que la mayoría de las veces, se sentían impotentes y no sabían cómo apoyarme realmente con mi neuropatía. Le pedí a mi familia y amigos que me observaran haciendo tareas sencillas en el hogar, tales como la preparación de comidas y caminar, por lo que tomaran nota de lo que observaron sobre mi nivel de fatiga, quejas sobre el dolor y así sucesivamente.

Quiero que tomes note de lo siguiente cada mañana inmediatamente después de despertarte:

1. ¿Cómo te estás sintiendo?

2. ¿Te sientes feliz de estar vivo?

3. ¿Te emociona el día que tienes?

4. ¿Tienes un propósito y un plan?

5. ¿Están tus pies entumecidos, con ardor, dolor o sensación de hormigueo?

6. ¿Cómo se sienten tus manos?

7. ¿Cómo se siente tu cuerpo?

Continua la evaluación de cómo te sientes a lo largo del día.

Dos
Diseña Tu Vida

El diseño de tu vida es importante para superar la neuropatía periférica. Tener un diseño en su lugar ayuda a responder siempre que experimente estallidos. Sí, tengo algún estallido ocasional si no soy coherente con mi plan. Si he tenido ciertos días agotadores donde no duermo lo suficiente, olvido tomar mis vitaminas y suplementos, y no sigo adelante con las otras partes del plan, entonces me encontraré con una sorpresa en mis pies. Por lo general es un dolor agudo y explosivo que sale a través de todos los dedos de mis pies, y puede durar de uno a dos minutos. Esto es notable por los demás, ya que me paraliza de cualquier actividad.

Hay algunas definiciones para la palabra "diseño" que encontré en www.dictionary.com y que encajan bien: "Una intención, propósito final. Una adaptación de los medios hacia un fin preconcebido".

En las etapas iniciales de mi neuropatía periférica, me levantaba de la cama, me molestaba al tropezar, porque mis pies estaban entumecidos y mis caderas me dolían, estaba molesto por tomar la medicación a cada pocas horas para el dolor y lidiar con el dolor. La lista no se detiene aquí. He hablado con otras personas con neuropatía periférica y dolor crónico y he escuchado historias similares. Esto se prolongó durante años. Mi mente estaba reaccionando a todo y estaba en estado de alerta constante. Recuerdo que cuando las cosas empezaron a cambiar. Mi preocupación crecía respecto a tomar 900 mg de Neurontin tres veces al día y 500 mg de Vicodin una vez o dos veces al día y empecé a buscar métodos alternativos. Iba al gimnasio a menudo para mantener mi cuerpo (sobre todo mis piernas) fuerte para así poder seguir caminando sin la necesidad de un andador o un bastón. Mis piernas fueron las más afectadas como resultado de la neuropatía periférica. Me di cuenta de que yo no era tan fuerte como lo era antes. Mi tensión muscular era débil y mis bíceps no estaban tan duros, incluso cuando los flexionaba. Me di cuenta que mis otros músculos no eran como solían ser antes. Por lo tanto, tenía que estimularlos constantemente.

Así que después de tropezar demasiadas veces, me decidí a tomar medidas precautorias e implementé mi rutina para el día. Aquí está un ejemplo de un día típico para mí.

Al Despertar

1. Me recuesto tranquilamente y tomo conciencia de mi cuerpo (uno a dos minutos). Visualizo estar en mi lugar favorito en el océano escuchando las olas, encontrando mi centro y sintiéndome bien.

2. Me flexiono y apunto a mis dedos del pie diez veces.

3. Tenso y relajo los músculos de mis piernas diez veces.

4. Tenso y relajo mis músculos abdominales cinco veces, pero mantengo la tensión por cinco segundos.

5. Tenso y relajo mis brazos diez veces.

6. Despacio muevo mi cabeza de un lado a otro cuatro veces.

7. Evalúo cómo se siente mi cuerpo después de los pasos dos al seis.

8. Me levanto despacio y doy gracias por estar con vida un día más.

9. Leo, oro y hago los ejercicios planeados para ese día.

10. Bebo un vaso con agua.

11. Tomo una ducha.

12. Reviso mis pies por cualquier herida inusual, algo en especial importante si tienes entumecimiento en tus pies o si sufres de neuropatía periférica.

13. Me visto para el trabajo.

14. Normalmente como una banana y cuatro onzas de jugo para el viaje al trabajo.

A Media Mañana y Durante el Día.

1. Como un huevo en emparedado de trigo integral tostado con jugo de naranja o agua de coco. Tomo mis vitaminas y suplementos después de comer. Si bebes café o té, puedes disfrutar tu taza mañanera.

2. Como frutas, nueces (almendras, pistachos) o un batido de frutas de merienda.

3. Bebo entre seis a ocho onzas de agua cada hora. Mi meta es beber la mitad de mi peso corporal en onzas de agua y otras bebidas descafeinadas a diario.

4. El almuerzo por lo general es pollo, carne o pescado con arroz blanco, habas y verduras. Uso mi tiempo para almorzar para divertirme, desestresarme o tener conversaciones significativas con los demás.

5. La cena es normalmente tarde por la noche, como carne y una pequeña porción de carbohidratos (arroz, especialmente integral, patata dulce o pasta). Tomo mis vitaminas y suplementos junto con la cena.

6. Paso tiempo con mi hijo y mi esposa.

7. Hago tareas como responder a preguntas respecto a la neuropatía periférica en mi sitio (http:// www. LivingWithPeripheralNeuropathy.com) o publico comentarios en mi página de Facebook (https:// Facebook com/Overcomingneuropathy), asimismo reviso y y respondo los correos electrónicos. También coordino llamadas de consultoría por las noches.

Antes de ir a la cama

1. Hago una lista de las cosas que planeo hacer para mañana.

2. Reflexiono sobre el día y las cosas que doy gracias.

3. Bebo un vaso con agua y me descomprimo.

4. Masajeo mis pies gentilmente.

5. Me pongo mis calcetines.

6. Me dispongo a dormir y descanso entre siete u ocho horas cada noche.

Puedes diseñar tu vida para que esté en consonancia con tus pasiones y relación a tu neuropatía. Debes saber cuáles son tus límites sobre lo que puedes y no puedes hacer. No te lo pienses y diviértete. No permitas que tu neuropatía robe tu alegría. Hay tantas cosas que puedes hacer. Hice una lista de deseos de las cosas que quería hacer que sabía que era físicamente capaz de hacer. No estoy aconsejando hacer lo que resulte incómodo e irresponsable, pero sí que te diviertas. Diseña momentos de diversión en tu vida.

1. Quería paracaidismo, así que informé a mi médico lo que tenía en mente. Mi corazón estaba en gran forma. Me aseguré de vestir con ropa apropiadamente, ajustada, abrigada y cómoda; en el aterrizaje, mantuve mis pies en alto. La pasé de maravilla.

2. Fui pasajero en una experiencia de carreras de resistencia. Puede ser peligroso, pero decidí hacerlo. Se siguieron todas las precauciones de seguridad. Estaba con los profesionales y vestido con equipo de seguridad adecuado.

3. Salgo a paseos por la naturaleza o en excursiones. Si vas de excursión, elije un área que sea llano y no un reto para empezar. Hago esto en el verano y los meses de sol tanto como sea posible. En los meses más fríos, siempre que esté por encima de los 40 grados, me visto con gusto y voy a por un paseo de veinte minutos afuera. Esto es bueno para la mente y el cuerpo. Y, por supuesto, siempre obtén la autorización de tu médico antes de comenzar cualquier actividad de ejercicio.

4. Me encanta bailar la música latina y el reggae. Hay muchas actividades diferentes, tales como:

- Los bolos

- Tenis

- Voleibol

- Bádminton

- Jugar cartas
- Bingo
- Scrabble
- Ajedrez
- Billar
- Natación
- Aeróbicos y hacer pesas en el agua
- Ejercicios en la silla

Cualquier actividad que ames hacer, evalúa con tu médico si todavía puedes hacerlas o que tengas que modificar la forma en que se realizan. Yo estuve bajo la atenta mirada de los terapeutas físicos, fisiólogos del ejercicio y entrenadores personales durante tres años después de haber sido dado de alta del hospital para garantizar que empleara la forma correcta al hacer ejercicios.

¿Hay algo que hayas querido hacer? Si es así, habla con tu cónyuge, un familiar o un amigo, o contrata a un consejero y explora las posibilidades.

El diseño de una vida que siempre has soñado y que contemple tu neuropatía periférica es la mejor recomendación que tengo. Antes de leer el siguiente capítulo, anota algunas metas que no has logrado todavía.

Tres

Mentalidad y Transmutación

Antes de empezar o hacer algo, es necesario tener la mentalidad que corresponde. Superar la neuropatía periférica es un proceso del cuerpo, el alma y la mente. Necesitas tener una mente abierta para aprender y probar algo nuevo. Si no tienes una mente abierta y la voluntad de experimentar algo nuevo, entonces es posible que desperdicies lo que estoy escribiendo en este libro. Tuve que entrar en territorio desconocido y confiar que estaba dentro de mí vivir una vida plena, incluso con mis incapacidades y el dolor. Compraste el libro por lo que ya vas a la mitad del camino.

Permítanme definir mentalidad y transmutación

Mentalidad: Una actitud mental fija o disposición que predetermina las respuestas de una persona e interpretaciones de situaciones. (www.thefreedictionary.com)

La transmutación: Cambio en otra naturaleza, sustancia, la forma o condición (www.dictionary.com)

Mentalidad

Tuve que ajustar mi forma de pensar con respecto a mi enfermedad y las condiciones que ahora tenía que enfrentar. La vida presenta muchos desafíos y la neuropatía periférica es uno grande. Desarrollé la mentalidad.

que me iba a encontrar una manera de superar la neuropatía periférica y el dolor asociado con ella. Ese era mi objetivo principal. Yo sabía que si tenía la mentalidad correcta, entonces mi vida sería diferente. Quería llegar al punto en el que podía dejar de depender de los medicamentos que estaba tomando y sentirme más en control de mi vida. *Permíteme decir y hacer hincapié en que no hay absolutamente nada de malo en la necesidad de tomar sus medicamentos para aliviar el dolor neuropático y siempre se debe consultar de cerca con tu neurólogo acerca de tus medicamentos.* Traté con varios medicamentos y padecí varios grados de los efectos secundarios de cada uno de ellos. Discutí con mi médico sobre dejar mis medicamentos porque me pareció que era la mejor opción para mí en ese momento. Recuerdo cuando empecé a trabajar a tiempo completo en 2002 y las veces que estuve cerca de desmayarme en el tren por los medicamentos sedativos que había tomado. Apenas podía mantener los ojos abiertos, a veces. Podía ver a la gente me miraba, pero ni siquiera me importaba en este momento lo que pensaban de mí. Yo era el que estaba sentado allí luchando por permanecer consciente y ponerme a trabajar. Estoy agradecido de que el viaje al trabajo es a veces de casi dos horas, por lo que era capaz de estar bien para cuando llegaba al trabajo. Ahora puedo ver de dónde vino mi dependencia a la cafeína.

Había tomado medicamentos para mi neuropatía periférica y para el dolor de la cadera durante cinco años. No fue fácil, y a veces tenía que tomar Vicodin para el dolor en mis caderas. Sin embargo, me aferré a la fe y a la esperanza de que algún día fuera posible para mí desprenderme de mis medicamentos. Cuanto más creía en mí mismo, más entusiasta me sentía con la vida. Estaba menos deprimido y resulté saliendo más y haciendo caminatas. Me centré en lo externo y menos centrado en lo que estaba sucediendo en el interior. Empecé a interactuar con más personas en el trabajo y la iglesia. El dolor seguía allí, pero yo estaba tratando de encontrar una mejor manera de lidiar con ello.

¿Dónde te ubicas con tu mentalidad? Puedes comenzar hoy y decidir qué vas a aprender a superar el dolor y la frustración. Sí, es una decisión que debes tomar conscientemente cada mañana hasta que se vuelva inconsciente. El principal obstáculo comienza en tu mente y si se puede superar esto, ya tienes la mitad del camino ganado para reducir el dolor. Puedes hallarlo difícil al principio, pero sigue practicando. Recuerda tu meta y céntrate en las cosas que te hacen sentir feliz.

El Poder de la Mente Subconsciente

Mira tu vida. ¿Estás viviendo la vida que quieres... en tus términos? ¿Estás satisfecho con lo que has creado, o crees que podría ser mejor? ¡No es imposible! ¡Puedes hacerlo! Debes creer en tu mente subconsciente y saber que puede permitirte llevar una vida de alegría, menos dolor y éxito.

Vamos a empezar con un procedimiento sencillo. Usa tu mente subconsciente como un medio para obtener una buena noche de descanso. Antes de ir a la cama por la noche, dile afirmaciones. Por ejemplo, "me siento mejor y estoy relajado." Cree, céntrate en las palabras y siéntete bien.

Además, es muy importante pensar positivamente. No te digas a ti mismo: "Jamás tengo suerte", o "Sólo estoy destinado a ser un dolor." Piensa lo contrario: "Tengo suerte" o "Las cosas siempre salen a mi favor". Si tienes problemas para creer en ti mismo cuando las dices, entonces, cámbialas para que sean más creíbles. Puedes empezar poco a poco, o decir: "Me voy liberando del dolor".

Guarda silencio y escucha a tu mente subconsciente. Cierra los ojos si es necesario y no fuerces nada hacia ti, tan sólo quédate quieto y espera. Recuerdo que cuando yo no era capaz de poner las mantas sobre mis pies, o incluso usar calcetines a causa del dolor. Tuve que mirar literalmente a mis pies, saber que estaban allí y decirme que la sábana no duele. Recordé las muchas veces antes que la neuropatía periférica entrar en mi vida que iba a la cama colocando las sábanas sobre mis pies. Cada noche visualizaba y recordaba eso. También me di un ligero masaje, ya que mis pies eran extremadamente sensibles y se quemarían si algo los tocaba. Empecé haciendo un ejercicio tomando una sábana ligera y usarla para cubrir parcialmente los pies. Usaría mi mente para difundir el dolor por mi pierna, y me centraría en mis pies y me sentiría bien con la sábana que los cubría. Después de unas semanas de hacer esto y con la ayuda de Neurontin, pude finalmente dormir con las sábanas sobre mis pies. Esta fue una victoria bien recibida para mí, sobre todo durante los meses de invierno. He utilizado esta técnica con el uso de calcetines, vestido con mis zapatillas de deporte y finalmente hasta la transición de usar zapatos.

Transmutación

Descubrí el término transmutación durante mi investigación. Me recordó una lección que aprendí en la clase de física sobre que la energía no puede ser destruida, pero se puede cambiar en su forma. En ese momento decidí que no iba a apretar los dientes y luchar contra el dolor. Aprendería a usar el dolor neuropático como fuente de energía en mi vida.

He utilizado esta técnica durante los momentos en que quería darme por vencido. El ejercicio es una parte crucial de mi recuperación, pero la neuropatía y la calcificación en mis caderas lo hacía difícil. Sentí el dolor durante los entrenamientos, pero usaría el poder de la transmutación aprovechar ese dolor y utilizarlo como energía para empujarme hacia adelante. En el principio, mis entrenamientos estaban bajo la atenta mirada de un fisioterapeuta o un fisiólogo deportivo. Aprendí que si yo no era capaz de transmutar el dolor en energía para mi entrenamiento, tenía que parar y descansar.

Recuerdo un día cuando tenía que caminar a la estación del tren porque el autobús se suponía que debía tomar no vino como estaba previsto. La distancia era de aproximadamente dos kilómetros, y de caminar en la cinta yo sabía que me llevaría cerca de una hora para completar el viaje. Cuando comencé mi viaje, empecé a sentir un poco de dolor en mi pie izquierdo que se ve afectado por mí caída del pie. Desvié el dolor a través de la visualización y seguí caminando. Puedes hacer esto después de conocer tu cuerpo y los diferentes tipos de dolor que sientes. El aprendizaje es continuo. A medio camino de la estación de tren, sentí un dolor muy fuerte que me detuvo en seco. Me senté, flexioné mis pies y revise para ver que no hubiera cortes y seguí caminando. Comencé lentamente, y me centré en el área del dolor y visualicé en mi mente llegar al destino. Tomé pasos lentos y deliberados y enfocados hacia dónde iba. Ya no sentía el dolor. Tuve la oportunidad de caminar un poco más rápido, y llegué al tren.

Cuatro
Nutrición

Durante los años de convivencia con la neuropatía periférica, una de las cosas que he descubierto es el papel crucial que la alimentación saludable y la buena nutrición jugaron en cómo me sentía. He tenido momentos en mi vida en la que yo estaba totalmente entusiasta en cuanto a la alimentación saludable y la nutrición. Extraía el jugo de frutas y verduras frescas y me aferré al estilo mediterráneo, dieta rica en frutas, verduras y pescado. Por otro lado, también he tenido períodos más largos donde yo realmente no prestaba atención a lo que comía. Eso sí, nunca padecí terriblemente de sobrepeso, pero para ser honesto, probablemente podría soportar el perder unas cuantas libras. No le presté atención a los alimentos refinados, procesados que me consumía. En realidad, mi dieta probablemente no era tan diferente de la media de Estados Unidos, pero por otra parte, el estadounidense promedio no tiene que lidiar con el día tras día de la neuropatía. Si quería tener la mejor calidad de vida posible, sabía que tenía que hacer un cambio. Empecé a investigar los alimentos que son más útiles con la neuropatía y los que debía evitar.

Vitaminas B

Uno de los principales nutrientes que he descubierto es el rol de las vitaminas del complejo B. La tiamina (B), por ejemplo, es muy importante para un funcionamiento del sistema nervioso. La deficiencia tiamina es bastante rara, pero a menudo se observa en personas que sufren de alcoholismo. El alcohol en sí interfiere con la absorción de tiamina en el intestino, que es una de las razones por las que es tan tóxico para los nervios. Por lo tanto, limitar el consumo de alcohol es muy importante para prevenir el agravamiento de los síntomas de la neuropatía. La tiamina se encuentra en los cereales integrales, carnes rojas, yema de huevo, arroz integral, bayas, nueces y verduras de hoja verde.

La riboflavina (vitamina B2) también es importante para mantener un sistema nervioso sano. Te ayuda a convertir la niacina y la vitamina B6 en sus formas activas de modo que puedan ser utilizados eficazmente por el cuerpo. Se encuentra disponible en los granos integrales, las carnes, huevos y quesos.

La niacina (B3) y la piridoxina (B6) también son importantes en el mantenimiento de unos nervios sanos. La niacina se encuentra en las carnes, el pescado, la leche, los huevos, las legumbres y los cacahuetes. La piridoxina se puede encontrar en las vísceras como el hígado, así como en el pescado, el arroz integral y los cereales integrales.

La Cianocobalamina (vitamina B12) es crucial para la formación y el mantenimiento de la mielina, la cual protege a los nervios. La mielina es la cubierta protectora que rodea a los nervios y permite la conducción nerviosa apropiada. Piensa en esto como en la cubierta exterior que protege a los cables. Sin una cubierta, los cables pueden desgastarse y dañarse. La mielina funciona en una manera similar. Sin ella, los nervios no funcionarán correctamente y vamos a sufrir daños en los nervios. El consumo de alcohol en grandes cantidades puede afectar y disminuir la capacidad del cuerpo para absorber esta vitamina crucial del nervio. Algunas buenas fuentes de vitamina B12 son el hígado, las carnes, las yemas de huevo, el pollo y la leche Recomiendo tomar la forma metilcobalamina de la vitamina B12, ya que se absorbe mejor que las demás formas de B12 como la cianocobalamina.

El ácido fólico (vitamina B9) interactúa y trabaja con la vitamina B12 para crear el ADN y es importante para todas las células (incluyendo a las células nerviosas) en el cuerpo y apoya la función nerviosa saludable. Esta es otra vitamina disminuida por el consumo excesivo de alcohol. Es tan importante para el sistema nervioso que a una mujer embarazada se le recomienda tomar suplementos de ácido fólico para reducir el riesgo de defectos del tubo neural. El ácido fólico se encuentra en el hígado, en verduras verdes y en cereales de grano integral.

Ácidos Grasos Omega

Un buen balance de ácidos grasos omega 3 y omega 6 es importante en una dieta saludable para ayudar al sistema nervioso. La dieta típica estadounidense tiene alrededor de catorce a veinticinco veces más ácidos grasos omega 6 que los ácidos grasos omega 3 y este desequilibrio puede causar problemas de salud. Un buen ácido graso omega 6 para consumir es el ácido linoleico, que puede reducir la inflamación en el cuerpo. Los alimentos ricos en ácido linoleico son aceites de origen vegetal como el aceite de oliva, aceite de sésamo, piñones, lino, semillas de girasol y semillas de calabaza. Los estudios han demostrado que tomar ácido linoleico durante seis meses o más puede reducir los síntomas de dolor de los nervios en las personas con neuropatía diabética.

Los ácidos grasos Omega 3 también desempeñan un papel clave en la salud de los nervios y varios estudios han indicado que podrían ayudar a prevenir o incluso ayudar a tratar cierto daño a los nervios periféricos. Un estudio publicado en el Clinical Journal of Pain tenía cinco pacientes neuropáticos tratados con altas dosis de omega 3 de aceite de pescado y descubrieron una reducción del dolor clínicamente significativa así como mejoría en el funcionamiento. Una de las mayores fuentes de ácidos grasos omega 3 es el pescado. El salmón contiene aproximadamente 1200 a 2400 mg de omega 3. Las anchoas, atún rojo, sardinas, trucha y también contienen una considerable cantidad de omega 3. Otros mariscos como el camarón y la langosta contienen alrededor de 100 a 200 mg.

Hay otras fuentes de omega 3, además del pescado, por ejemplo, el lino y el aceite de soja. También se pueden encontrar en los frijoles pintos, la espinaca, el brócoli y la coliflor.

Cosas a Evitar

La diabetes es una de las principales causas de la neuropatía periférica. La exposición prolongada a altos niveles de azúcar en la sangre puede dañar los nervios e interfiere con la capacidad de los nervios para transmitir señales. Por esta razón, adherirse a una dieta para diabéticos y asegurarse de que el azúcar en la sangre esté bien controlado es importante para mantener la salud de tus nervios. La diabetes no controlada ciertamente empeora tus síntomas neuropáticos y es crucial evitar eso.

Además, como se discutió anteriormente, es importante evitar el consumo excesivo de alcohol. El consumo excesivo de alcohol inhibe la absorción de varias vitaminas B importantes que son esenciales para la salud de los nervios, lo que genera deficiencias y empeoramiento de los síntomas neuropáticos.

Otra cosa a tratar de minimizar es los granos refinados y procesados. Siempre que no haya sensibilidad al gluten, los granos integrales son generalmente buenos para comer. Cuando sea posible, lo mejor es pasarse a opciones más saludables como los granos integrales en lugar de los granos refinados como el arroz blanco, el pan blanco o la pasta blanca. Durante el proceso de refinación, gran parte de la de la fibra y las vitaminas B se pierden del grano. La parte del grano que queda está constituida típicamente de carbohidratos con almidón que tienen poco valor nutricional remanente. Algunos de esos nutrientes y vitaminas se añaden de nuevo durante la fabricación, pero son realmente sólo una fracción de lo que fue eliminado en primer lugar. Por esta razón, los granos integrales son una opción mejor y más saludable.

La Dieta Que Me Ayudó

He notado que una dieta de estilo mediterráneo enfatiza bastante en una gran cantidad de los alimentos recomendados e importantes para la buena salud de los nervios y reduce al mínimo las cosas que no lo son. La típica dieta mediterránea incluye lo siguiente:

1. Pescado y huevos, tres o cuatro a veces a la semana

2. Un alto consume de aceite de oliva virgen, frutas, nueces y verduras

3. Lácteos como la leche, queso y yogur

4. Una cantidad moderada de carne y grasas saturadas naturales

5. Granos integrales en lugar de los granos blancos refinados (pan blanco, pasta blanca, etc.).

Un vaso de vino constituye también parte de una dieta típica mediterránea, pero me trataría de limitarlo basado en lo que sabemos sobre el efecto potencial que el alcohol puede tener sobre los nervios.

En general, no obstante, con la típica dieta de estilo mediterráneo, consumes automáticamente altas fuentes de omega 3 del pescado; una alta cantidad de ácido linoleico del aceite de oliva; y múltiples vitaminas del complejo B a través de granos integrales, carnes, huevos y queso. Todo lo anterior es importante para mantener la salud de los nervios.

Además, tengo el jugo de tres a cuatro veces a la semana y hacer batidos de los otros días. Esta es una gran manera para que consiga en porciones adicionales de frutas y verduras frescas. Hago verde, rojo, naranja, amarillo y jugos de color púrpura. Mi jugo favorito para hacer es jugo verde. Proporciona energía y es muy nutritivo. Los ingredientes son:

1 taza de espinaca

1 taza de col rizada

1 pequeña lima o limón

2 manzanas verdes

1 porción pequeña de jengibre

Mi batido lo hago por lo usual de:

1½ tazas de leche de almendra

½ taza de avena

1 banana

1 cucharada de miel

1 cucharada de mantequilla de almendra (o de maní si prefieres)

Puedes encontrar también un plan diario a la venta en: http://lwpnonline.com/meal-plan

Cinco
Ejercicio y Masaje

Muchos tipos de ejercicios están disponibles que pueden ayudarte a recuperar algo de la fuerza que se perdió debido a la neuropatía periférica. El ejercicio fue instrumental en ayudarme a recuperar mi independencia y a caminar por mi cuenta. En el principio, tuve que recuperar mi rango de movimiento. Tuve restricción severa en mis caderas y tuve una caída del pie en el pie izquierdo. Estaba muy débil, especialmente en las piernas, cuando llegué al centro de rehabilitación para pacientes hospitalizados. Fue una experiencia humillante para mí a los veinte y cinco años el estar aprendiendo a caminar de nuevo y hacer las cosas simples de la vida, como cepillarse los dientes, bañarse, vestirse y comer por mí mismo. Sabía que era un largo camino y me sentía abrumado. La clave para superar todas las dudas y la ansiedad fue mi mentalidad, saber mis objetivos y centrarme en el presente. Creía que iba a caminar, me hice fuerte y fui capaz de hacer muchas de las cosas que solía hacer antes.

Durante mi rehabilitación, pregunté qué ejercicios usaría para recuperar mi fuerza. Mi médico me había recetado lo que podría hacer en base a mi situación actual. ¿Estás familiarizado con el ejercicio? ¿Nunca te has ejercitado antes? Habla con tu médico para hallar lo que puedes y no puedes hacer. Con la neuropatía periférica, los músculos no reciben las señales normales del cerebro como antes. ¿Qué tan grave es depende del tipo de neuropatía que tienes y dónde tu cuerpo ha sido afectado. El ejercicio incrementa tu fuerza, flexibilidad, equilibrio, resistencia y el estado de ánimo y puede ayudar a mantener o a perder peso. También se ha demostrado que mejora el sueño y la perspectiva de uno ante la vida. Es entretenido, también, si lo haces con un familiar o amigo. Puedes ir para un paseo tranquilo y tener una conversación mientras caminas sobre la actualidad o el tema de tu elección. El ejercicio puede ayudarte también, incluso si no eres tan móvil. Hay muchos ejercicios diferentes, que van desde ejercicios de aguantar peso para construir la fuerza muscular y yoga. Son innumerables los ejercicios cardiovasculares, como el uso de las máquinas elípticas, nadar, caminar, andar en bicicleta, correr, aeróbic acuático, tenis, bádminton, golf, y el baile. También puedes hacer diferentes ejercicios en la silla. No intentes hacer footing, tenis, bádminton, ciclismo, o bailes complejos (giros rápidos y otros movimientos desafiantes que requieren equilibrio) si equilibrio se ve afectado. Puedes combinar el entrenamiento con pesas y el entrenamiento cardiovascular en el mismo o distinto día. *No se puede enfatizar suficiente esto: Siempre consulta a tu médico antes de comenzar un programa de ejercicios.*

Los Beneficios de Varios Tipos de Ejercicio

Entrenamiento con Pesas o Cargando Pesas

La ventaja principal del entrenamiento con pesas es que fortalece los huesos y ayuda a prevenir la osteoporosis. Para los adultos que ya tienen huesos débiles o delgados, tómalo con calma y sé coherente. No levantes objetos pesados. El entrenamiento con pesas también aumenta la fuerza muscular. Los músculos fuertes ayudan a mantenerte estable y a aumentar tu equilibrio. Debes considerar la obtención de una sesión introductoria con un entrenador personal en cualquier gimnasio donde vayas a inscribirte. Me uní a un centro de bienestar, a pesar de que hacía ejercicio a menudo antes de mi enfermedad y la neuropatía periférica. Quería asegurarme de que no volvería a hacerme daño mientras estaba haciendo ejercicio, ya que mi cuerpo no era el mismo de antes. Puedes hacer ejercicios en casa sin pesas si no eres capaz de unirte a un gimnasio, pero debes tener a alguien en la casa contigo en el principio.

Enumeraré los ejercicios que hice para el entrenamiento con pesas y sigo haciendo hoy en día. Ejercité mi cuerpo entero, aunque la parte inferior de mi cuerpo necesitaba más atención. Los ejercicios son:

Parte Inferior del Cuerpo

Press de pierna
Extensión de pierna
Curl de pierna
Levantamiento de pantorrillas de pie o sentado
Ejercicio para abductor y aductor de la cadera
Levantamiento de los dedos del pie

Parte Superior del Cuerpo

Remo en máquina
Pulldown lateral al frente del pecho
Press de pecho en posición supina
Press de pecho en banca
Press de hombro en banca
Levantamiento lateral y frontal de hombros
Curl de biceps en máquina
Extensión de tríceps en máquina
Ejercicios para tríceps (con supervisión)
Curl de antebrazo con máquina

Los ejercicios en máquina se recomendaron al principio porque necesitaba mayor estabilidad y movimiento controlado. Las pesas libres se utilizan a veces para el press de hombros, levantamientos así como para curls de bíceps y tríceps, pero a un bajo peso que no exceda las cinco libras. A medida me hice más fuerte, se incrementó la cantidad. Hice de una a tres series de diez repeticiones de cada ejercicio, en función de cómo me sentía físicamente ese día. Debes involucrar a tu mente con tu cuerpo al hacer ejercicio para obtener los beneficios completos. Presta atención al movimiento que estás haciendo. En casa, hago lo siguiente:

Sentadillas contra la pared
Levantamientos de pantorrilla de pie
Pectorales apoyado en rodillas y manos

Ejercicios cardiovasculares

Los ejercicios cardiovasculares presentan muchos beneficios:
Mejoría en la salud del corazón y el plumón
Mejoría en la resistencia
Alivio del estrés
Mejor humor
Menor presión arterial
Mejor oxigenación para las células del cuerpo (así
como el sueño es importante para rejuvenecer el cuerpo,
tus nervios necesitan sangre rica en oxígeno)

Hay muchas recomendaciones diferentes para ejercicios de cardio, desde treinta minutos tres a cinco días a la semana hasta los siete días de la semana. Haz alguna actividad que eleve el ritmo cardíaco de la lista anterior, como salir a caminar de paso ligero rápido o tu actividad favorita o ejercicio. Sin embargo, debes hacer la cantidad dependiendo de tu estado actual, evaluado por tu médico.

Empecé a caminar al aire libre, junto con el uso de una bicicleta estacionaria y la máquina elíptica. Caminar al aire libre y la máquina elíptica son dos de mis ejercicios favoritos. Uso la cinta de correr siempre que salir al aire libre para caminar no sea posible. Puedes elegir tu ejercicio favorito que sea seguro para ti hacerlo.

Caminar al Aire Libre

Caminar al aire libre en el parque, alrededor de una pista, o alrededor de las calles del vecindario posee muchas ventajas:

1. Estás afuera respirando aire fresco.

2. Los cambios en el entorno, dependiendo de donde camines.

3. Puedes interactuar con otras personas.

4. Obtienes la vitamina D de la luz solar y elevas tu estado de ánimo.

Varío mi rutina para combatir el aburrimiento. Ando en mi barrio de quince a veinte minutos en una dirección, y luego me doy la vuelta y camino la misma distancia de vuelta a casa. A veces, voy al parque y camino alrededor de la laguna durante treinta minutos. Hacer caminatas con mi esposa y mi hijo se ha convertido en uno de mis favoritos. Puedes invitar a familiares o amigos a caminar contigo. Asegúrate de que uses ropa o zapatillas de deporte refractivas si te gusta caminar por la mañana temprano o tarde en la noche y caminar de frente al tráfico, si es posible, si no hay acera.

Bicicleta Estacionaria

Las bicicletas estacionarias son ideales para aquellos que disfrutan del ciclismo pero no pueden hacerlo con seguridad. Me encanta hacer este ejercicio y normalmente lo hago durante treinta minutos cada vez que puedo. Durante mi recuperación, he utilizado la bicicleta estacionaria al menos una o dos veces por semana. Ten cuidado al bajarte de la bicicleta estacionaria si eres propenso a que los pies se entumezcan.

Máquina Elíptica

Recuerdo cuando yo usé por primera vez la máquina elíptica. Era como correr sin esfuerzo. Sin embargo, después de ajustar la configuración, me di cuenta de que podía ser tan desafiante como la escaladora pero más fácil de hacer. Era un gran fan de la escaladora, y me encantaba correr. Cuando era un niño, me encontré por todas partes, a menudo, más a gusto corriendo que caminando. Sin embargo, después de mi hospitalización, el funcionamiento y el uso de la escaladora disminuyeron. Ya no corro más debido a mi caída del pie izquierdo y casi nunca uso la escaladora.

Un beneficio sorprendente de la máquina elíptica en combinación con el entrenamiento con pesas es que me ayudó a recuperar parte del equilibrio que había perdido en mi lado izquierdo. Siempre aférrate a las asas durante el uso de la máquina elíptica si no tienes un buen equilibrio. Incluso si tu equilibrio es grande, todavía es una buena práctica mantenerse asido a las asas. La elíptica se ha convertido en la actividad cardiovascular más utilizada para mí, ya que satisface mi amor por correr que tanta falta me hace.

Masajes

A la aplicación integral del contacto físico para afectar los sistemas del cuerpo se le llama masaje corporal. El masaje terapéutico se originó en China y es un arte curativo milenario que puede aliviar dolencias mentales, físicas y emocionales.

El masaje corporal ayuda a liberar el estrés y la tensión en nuestro cuerpo mediante el aumento del flujo de oxígeno y la circulación sanguínea. El exceso de tensión y el estrés sin resolver en nuestra vida diaria podrían causar tensión muscular continua. Este tipo de tensión mental o el estrés disminuyen el flujo de oxígeno y sangre a los músculos y órganos, causando molestias y dolores, sensación de fatiga, pesadez sintomática, opresión de los músculos y rigidez. Esto incluso puede aumentar la posibilidad de tensiones y lesiones. La tensión crea una tendencia a la acumulación de toxinas en el cuerpo y reduce el flujo de la energía o fuerza vital más sutil (prana o chi). La tensión muscular también deforma la anatomía del esqueleto, lo que acrecienta aún más los problemas presentes y genera nuevos.

Beneficios del Masaje Corporal

1. Ayuda a bajar de peso

2. Mejora y aumenta la circulación sanguínea y el flujo de fluido tisular (linfa)

3. Nutre la piel con los aceites idóneos

4. Calma y relaja los nervios

5. Ayuda a la eliminación de los depósitos de tejido

6. Libera la tensión emocional y mental

7. Crea una sensación de bienestar

8. Da placer

Si tienes cualquier enfermedad, siempre es recomendable informar a un médico antes de ir por un masaje corporal.

Precauciones

1. Usar ropa apropiada para el tipo de ejercicio que estás haciendo y el clima que hay. Use ropa cómoda como pantalones cortos, sudaderas y zapatillas de deporte. Si va a un paseo, entonces no tienes que vestir ropa deportiva, pero es mejor que andar ropa holgada y zapatillas de deporte u otro calzado prescrito para caminar.

2. Solicita ayuda del personal si te encuentra en un gimnasio y no estás familiarizado con una forma de ejercicio.

3. Sé consciente de lo que te rodea durante el ejercicio.

4. Ten cuidado cuando hayas terminado de hacer cardio.

5. Ten cuidado al bajar de aparatos de gimnasia. Con la neuropatía periférica, los problemas de entumecimiento o con el equilibrio pueden causar caídas. Me fijé que mis pies se entumecen si me quedo en el entrenador, máquina para remar o en la bicicleta durante más de cinco minutos.

6. Para si te sientes incómodo, tienes dolor o tienes dificultad para respirar.

7. Comienza lentamente y no te excedas.

Espiritualidad, Meditación y Yoga

L a espiritualidad y la meditación son fundamentales para mí. La mayoría de la gente cree en un poder superior. Muchos oran, meditan, cantan y así sucesivamente. En lo personal, oro a Dios y creo que Él me da lo que necesito para funcionar, no importa cuál sea la circunstancia. Así pasé durante muchos años rezando y creyendo, pero mi corazón no estaba contento. No era feliz y no estaba agradecido. Sí, estaba feliz de estar vivo. Había sobrevivido a una enfermedad que no muchas personas sobreviven. Había pasado dos meses en la unidad de cuidados intensivos (UCI) con mi vida pendiendo de un hilo. Tomé un análisis de lo que estaba pasaba por mi corazón y mi mente. Todavía sentía la ira y la amargura por ocurrido después de tantos años. Pensé que había soltado todas las emociones negativas, pero no. Atado a estas emociones, sintiéndome agraviado por el mismo Dios en el que creía, estaba en el fondo y no me ayudó a sanar internamente. Esto se manifestó en mi cuerpo y experimenté dolor en una escala de ocho a nueve la mayoría de los días.

Decidí que tenía que liberar esta energía negativa. En general, necesitaba amar lo que yo era y me había convertido como resultado de mi calvario. Una vez que decidí hacer esto, fue como si un peso se quitó de mi cabeza. Me sentí más ligero. Oré pidiendo fuerza para seguir amándome a mí mismo, para aceptar lo que me había pasado, y vivir con un propósito. Ya no tenía miedo de que la gente supiera que no tenía un cuerpo perfecto, que tenía cicatrices, que mis pies no funcionaban correctamente, que tenía dolor y que me sentía deprimido y enojado la mayoría de las veces. Podría hablar de lo que me había pasado y sin miedo. Era capaz de amar pese a la ira que sentía. Me perdoné a mí mismo.

Meditación

Aquí está el punto de vista de la Clínica Mayo sobre los beneficios de la meditación: "La meditación es utilizada por personas que están perfectamente sanas como medio de reducción del estrés. Pero si tienes una condición médica que se empeora con el estrés, es posible encontrar valiosa su práctica en la reducción de los efectos relacionados con el estrés como las alergias, el asma, el dolor crónico y la artritis, entre otros.".

Beneficios de la Meditación

Entre los beneficios documentados de la meditación están menor ansiedad; disminución de la depresión; reducción de la irritabilidad y del mal humor; así como mejoras en la capacidad de aprendizaje, la memoria y la creatividad. Eso tan sólo es el comienzo. Luego está el envejecimiento más lento, sensación de vitalidad y rejuvenecimiento, menos estrés, ritmo metabólico menor y la frecuencia cardíaca, la presión arterial y los niveles de oxígeno en la sangre más altos.

Cómo Meditar Ahora Mismo

Respira y vigila tu respiración

Aquí tienes una técnica sencilla que te dará resultados en minutos. Siéntate cómodamente, cierra los ojos y tensa todo tu cuerpo. Inhala profundamente y luego exhala profundamente por la nariz y libera la tensión de cada músculo. Sólo siente cada parte que se relaja, busca las áreas que siguen estando tensas, como una mandíbula apretada.

Si todavía tienes tensión en alguna parte, tensa esa parte de nuevo y luego dejar que se relaje. También puede servir repetir en silencio la palabra "relax", como los desagües de tensión. Esto entrenará a tu cuerpo y a tu mente a reconocer la relajación. Más adelante, puedes ser capaz de relajarte más fácilmente con sólo repetir "relax" un par de veces.

Respira por la nariz. Esto es importante porque aporta más oxígeno a través de la mayor participación de tu diafragma. Puedes probar esto. Respira con tu boca y te darás cuenta de que tu respiración es superficial. Luego respira por la nariz y te darás cuenta de que tu abdomen se extiende más. El aire se ingresa más profundamente adentro de los pulmones.

Permite que tu respiración caiga en un patrón cómodo y préstale atención. Vigila tu respiración a medida que entra y sale por tu nariz. Tu mente puede vagar sin fin, pero todo lo que tienes que hacer es continuamente prestar atención a la respiración.

Si tu mente está todavía demasiado ocupada, trata de clasificar las distracciones como una forma de hacerlas a un lado. Por ejemplo, di en tu mente "la pierna que pica", "preocupado por el trabajo", o "la ira" y luego regresar inmediatamente la atención a tu respiración. Usa cualquier método que puedas para identificar y dejar a un lado las distracciones.

Eso es todo. Continúa durante cinco o diez minutos, o durante cien respiraciones. Después, abre los ojos y siéntate allí durante unos segundos. Te sentirás relajado y tu mente se sentirá fresco. Y estarás mejor preparado para cualquier desafío mental. As es cómo se medita.

Puedes encontrar una guía gratis de meditación en:
http://lwpnonline.com/optin

Yoga

Descubrí el yoga a finales de 2003 y fue increíble. No era tan flexible como los demás, mi balance no era el mejor, pero creía que podía hacerlo. Informé al yogui que lleva la clase sobre mis incapacidades y su respuesta fue la mejor. Él dijo: "El yoga busca que encuentres tu centro, tu paz. Es tu propio viaje personal y haces lo que tu cuerpo puede hacer. Escucha a tu cuerpo y desafíate a tí mismo un poco más cada vez, pero nunca te excedas. Siéntete bien con el lugar donde estás, mira a dónde quieres ir y hazlo. No te compares con nadie más. "El yoga me dio más que el aumento de la flexibilidad y el equilibrio. También calmó mi espíritu y esto ayudó a calmar mi cuerpo.

Beneficios del Yoga

La práctica del yoga trae consigo muchos beneficios físicos y emocionales que la mayoría de la gente desconoce. El yoga es una ciencia; de hecho, en muchos lugares del mundo (como la India), se le conoce como ciencia. El yoga como una ciencia busca entender cómo el cuerpo actúa y reacciona a los cambios en el ambiente físico interno.

El yoga implica una serie de posturas, en las que se presta atención especial a tu respiración exhalando durante ciertos movimientos e inhalando con los demás. Puedes abordar el yoga como una forma de promover la flexibilidad física, la fuerza y la resistencia o como una forma de mejorar tu espiritualidad.

La Conexión Cuerpo Mente

El yoga se centra en la conexión cuerpo-mente. Esta armonía se logra a través de tres cosas:

Posturas (asanas)
Respiración correcta (pranayama)
Meditación

Beneficios Físicos

Mediante la armonización de estos tres principios, se logran los beneficios del yoga. ¿Y cuáles son esos beneficios?

Equilibrio en el sistema nervioso central del cuerpo. Disminución en el pulso, la respiración y la presión arterial.

Eficiencia cardiovascular
Estabilización del Sistema gastrointestinal
Incremento en tiempo de retención de respiración
Mejora en la destreza
Mejora en el equilibrio
Mejora en percepción de la profundidad
Mejora en la memoria

Beneficios Psicológicos

Además, el yoga ofrece un abanico de beneficios psicológicos; de hecho, esta es una razón común por la que la gente comienza a practicarlo en primer lugar. Tal vez los beneficios psicológicos más mencionados del yoga son una mejor capacidad para manejar el estrés. El yoga disminuye los niveles de ansiedad, depresión y letargo de un individuo, lo que le permite centrarse en lo espiritual e importante: lograr el equilibrio y la felicidad.

Siete
Sueños y Metas

Nunca es demasiado tarde para soñar y tener metas. Los sueños y metas nos dan una razón para despertar, vivir nuestras vidas y celebrar, si se trata de una pequeña o una gran victoria. No importa en qué etapa estás en la vida, se puede soñar y se puede cumplir ese sueño.

¿Qué es un sueño? Un sueño es una meta, una aspiración u objetivo (www.dictionary.com).

Recuerdo haber tenido sueños de caminar; ser capaz de ponerme la manta sobre mis pies; usar mis calcetines, zapatillas de deporte y zapatos de vestir; casarme; convertirme en padre; ayudar a los demás con la neuropatía periférica y el dolor crónico; hacer paracaidismo; conducir en un coche exótico (Lamborghini, Ferrari, Maserati); visitar otros estados de los Estados Unidos; divertirme; conectar con la naturaleza; y muchos más. Los sueños no suceden de un día para otro, pero escribí mis sueños y metas en un diario. Me puse las fechas previstas para el logro de mis sueños. Logré algunos sueños para mi fecha fijada, pero otros no lo logré. No te sientas mal por pasarte de una fecha límite, es tu sueño y todavía se puede lograr. Mantén tu libro de sueños cerca de ti y ve tus sueños a diario, semanal y mensualmente. Elije el sueño más importante para ti y empieza con ese primero, piensa en ello, míralo como ya logrado en tu mente, créelo y haz los pasos de acción necesarios para lograrlo. Tus sueños deben inspirarte y debes sentirte bien con ellos en tu mente. Sentirse bien es importante en la vida diaria y en especial con neuropatía periférica y el dolor. Si no te sientes bien en tu mente, es más difícil sentirse bien en tu cuerpo. Comparte tus sueños con un familiar o amigo cercano que te apoya y pídele que te haga responsable.

El Poder de la Mente Subconsciente

Puedes vivir la vida que deseas. Piensa en todo lo grande que se puede lograr mediante el uso de toda tu mente. Estoy aquí para decirles que en realidad posees la herramienta más poderosa en el universo, tu mente subconsciente. Tu mente subconsciente lo sabe todo. Tiene todas las respuestas si tan sólo la usas correctamente. ¡Te puede llevar a una vida de armonía, salud, alegría y éxito! Esto es posible con todos los aspectos de tu vida.

El pasado ya pasó y hoy puede ser un nuevo comienzo. No importa lo que pasó antes de hoy, lo que importa es lo que pase a partir de hoy. Debes creer en tu mente subconsciente y saber que puede permitirte llevar una vida de menos dolor, más alegría y más plenitud.

El primer paso para cambiar tu vida es empezar a hacer impresiones en tu mente subconsciente. Puedes hacer esto haciendo afirmaciones, así como pensando ciertos pensamientos. Por ejemplo, digamos que estabas pensando en ir a tus vacaciones favoritas en Jamaica o Hawái. Puedes simplemente repetir estas palabras: "Estoy en la playa de Jamaica y me siento muy bien". Repite estas palabras varias veces al día. Lo mejor es decirlas por la mañana cuando te levantas y justo antes de dormir cuando tu mente está en un estado de relajación. Al decir esto, asegúrate de que realmente lo dices en serio y concéntrate en las palabras. Trata de no verlo como una tarea o de lo contrario no te será de utilidad. También puedes decir tus afirmaciones mientras meditas.

Esto puede funcionar para cualquier cosa. Mira que las afirmaciones sean positivas y no indiquen nada negativo. Por ejemplo, si deseas reducir tu dolor, no digas: "No quiero dolor." En vez di: "Mi cuerpo está sano y estoy libre de dolor." "Yo soy" son dos de las palabras más poderosas en nuestro idioma. Piensa en positivo en tus sueños.

He logrado la mayoría de los sueños que anoté anteriormente en los últimos catorce años y me he fijado nuevas metas. Cada día pienso en la meta que estoy enfocado y hago una acción para acercarme a su consecución.

Puedes verme logrando uno de mis objetivos haciendo clic en este enlace y mirar las fotos. Verás que conduzco un Lamborghini. https://www.facebook.com/overcomingneuropathy .

Escribe tus metas antes de pasar al siguiente capítulo y pon un número del uno al diez en función de su importancia para ti (siendo diez el objetivo más importante). Comienza a trabajar en las metas que son diez y labora en ellas. Las metas que son sietes o seises tendrán prioridad a medida alcances tus otros objetivos.

Obtén sesiones de entrenamiento introductorias que pueden ayudarte a lograr tus metas en http://lwpnonline.com/coaching .

Ocho
Medicación, Suplementación y Dispositivos

xisten varias opciones disponibles, tanto convencionales como alternativas, en lo que respecta al tratamiento de la neuropatía periférica. Algunos de los tratamientos más convencionales incluyen los medicamentos o procedimientos médicos como la plasmaféresis, la estimulación nerviosa eléctrica transcutánea/ estimulación nerviosa eléctrica percutánea (TENS / PENS), o cirugía. En los casos en que la neuropatía periférica está causada por la compresión de un disco herniado, por ejemplo, la intervención quirúrgica a menudo puede revertir los síntomas de la neuropatía periférica. Además de las opciones de tratamiento ya mencionados, varios suplementos complementarios están disponibles que pueden ayudar a mejorar los síntomas de la neuropatía periférica. Estos suplementos complementarios incluyen cosas tales como suplementos vitamínicos del complejo B, pescado y aceites de prímula, acupuntura, masaje y la biorretroalimentación.

Medicamentos

Existen varios medicamentos para la neuropatía que pueden ayudar a tratar sus síntomas dolorosos. Ciertos antidepresivos dentro de lo que se llama la familia tricíclica de medicamentos pueden reducir las sensaciones quemantes, punzantes, dolorosas y palpitantes de la neuropatía periférica. Algunos de estos medicamentos incluyen amitriptilina, nortriptilina, imipramina y desipramina. La duloxetina es otro antidepresivo aprobado para tratar el dolor neuropático relacionado con la diabetes.

Algunos medicamentos que se usan normalmente en la epilepsia también pueden ser eficaces en la reducción del agudo y punzante dolor neuropático. Estos medicamentos incluyen al Tegretol, Neurontin, Lyrica, Topamax, y Lamictal.

Los anestésicos tópicos como cremas de lidocaína o cremas de capsaicina pueden proporcionar un alivio temporal para el dolor localizado en una sola área. Los medicamentos antidepresivos y antiepilépticos mencionados anteriormente son típicamente considerados opciones de tratamiento primera línea para la neuropatía periférica dolorosa. Para el dolor severo, sin embargo, los narcóticos como la codeína, oxicodona, morfina o los parches de fentanilo pueden ser utilizados si los tratamientos de primera línea resultan ineficaces.

Plasmaféresis

La plasmaféresis es un procedimiento en el que la sangre se purifica a partir de anticuerpos circulantes. Se trata esencialmente de un proceso donde los anticuerpos se filtran hacia fuera de la sangre. En primer lugar, un tubo largo conocido como un catéter se coloca en una vena central. La sangre se retira entonces del cuerpo y las células de la sangre se separan posteriormente del plasma. El plasma es la parte líquida de la sangre en el que se encuentran los anticuerpos. Las células de la sangre se devuelven luego al cuerpo, junto con plasma fresco o sustituto. Este procedimiento puede ser útil si la neuropatía periférica es causada por anticuerpos que atacan los nervios periféricos y si se utiliza con la suficiente rapidez antes de que ocurra un daño permanente. El filtrado de estos anticuerpos puede aliviar algunos de los síntomas de la neuropatía periférica.

TENS/PENS

Los TENS y PENS puede ser útiles para aliviar algunos de los síntomas más dolorosos de la neuropatía periférica, pero tienen que ser utilizados en varias ocasiones para mantener los beneficios.

Durante los procedimientos de TENS, un pequeño dispositivo de batería es usado por el paciente y los electrodos se colocan típicamente en la superficie de la piel sobre el área donde se siente el dolor. Una corriente eléctrica de bajo nivel se aplica entonces por lo general cerca de treinta minutos, varias veces al día.

El procedimiento PENS es similar en concepto a la TENS. La principal diferencia es que en lugar de utilizar los electrodos de superficie vistos en los dispositivos para TENS, con el PENS se utiliza sondas de aguja como electrodos que se insertan a través de la piel. Estas sondas de aguja normalmente se colocan cerca del nervio que causa los síntomas dolorosos de la neuropatía y para luego estimularlo. Los PENS pueden utilizarse en personas que no logran alivio suficiente del dolor con los TENS.

Tratamientos Complementarios
Suplementos de Vitaminas del Complejo B

Hay ocho vitaminas B conocidas. Estas vitaminas son todas consideradas como solubles en agua, lo que significa que cualquier cantidad sobrante se expulsa en la orina. Se encuentran en fuentes tales como carne, frijoles, papas y granos enteros.

Las vitaminas del complejo B son importantes para la salud general y el bienestar, aparte muchos tienen un papel importante en la función nerviosa saludable. Los suplementos de vitaminas del complejo B pueden ayudar a mejorar algunos síntomas leves a moderados de la neuropatía periférica. La vitamina B12, en el mantenimiento de la mielina, que es la cubierta protectora que rodea al nervio. La B12 también está disponible en forma de inyección y se puede dar cada tantas semanas para ayudar con los síntomas de la neuropatía si así lo recomienda el neurólogo. Sin embargo, se debe tener cuidado con los suplementos porque las cantidades excesivas de vitaminas B6 y B12 pueden conllevar a la neuropatía periférica también. Sigue las dosis recomendadas y siempre consulta a tu médico antes de usar cualquier suplemento.

Aceite de Pescado y Aceite de Onagra

Los aceites de pescado son conocidos por ser una excelente fuente de ácidos grasos esenciales. Esto es importante en términos de la neuropatía periférica ya que aproximadamente el 80 por ciento de la mielina se compone de grasas. El ácido docosahexaenoico (DHA), en particular, es uno de los ácidos grasos esenciales que recubren el sistema nervioso y se utiliza para la retransmisión rápida de mensajes. En la búsqueda de estos suplementos, a menudo es mejor que busques los que son ricos en DHA.

El aceite de onagra es una rica fuente de ácido linoleico, que se subdivide en ácido gamma linolénico (GLA). El GLA es otro ácido graso esencial que es importante para la confección de la mielina. Los estudios clínicos han demostrado que el suplemento de aceite de onagra puede ayudar a mejorar la función nerviosa y puede ayudar a reducir algunos síntomas leves a moderados de la neuropatía periférica.

(Puedes conseguir tus suplementos aquí si compras en Amazon: http://amzn.to/1zNswpa .)

Acupuntura

La acupuntura normalmente consiste en insertar agujas estériles en puntos específicos en el cuerpo para estimular el flujo del chi, o energía vital. Se cree que actúa al estimular el cerebro para que libere los productos químicos en el cuerpo que reducen la sensibilidad al dolor y también se cree que activa los receptores nerviosos que disminuyen las señales de dolor. Las agujas se suelen dejar en su lugar durante unos treinta minutos mientras se estimulan ya sea haciéndolas rotar o mediante la aplicación de la estimulación eléctrica a las agujas. Un pequeño estudio publicado en el *European Journal of Neurology* encontró que el 76 por ciento de los pacientes que recibieron acupuntura tuvieron una mejoría en sus síntomas de dolor y mejoró la conducción nerviosa de los nervios periféricos.

Terapia con Masaje y Reflexología

La terapia de masaje también puede ser útil en el tratamiento del dolor neuropático y es muy relajante. Una de las formas más comunes del masaje que se utiliza para la neuropatía es el masaje sueco. Los masajes pueden ayudar a aliviar el dolor, a aumentar la circulación en la zona que recibe el masaje y a estimular los nervios. El masaje también puede liberar endorfinas que ayudan a luchar contra el dolor.

Las reflexología es una forma de masaje que normalmente implica aplicar presión a los pies, las manos o a los oídos con las técnicas de presión específicas con el pulgar o la mano. Un estudio que incluyó setenta y seis pacientes encontró que después de usar técnicas de reflexología en el transcurso de seis semanas, hubo una reducción en los síntomas neuropáticos, en particular sensación de hormigueo y dolor.

Biorretroalimentación

La biorretroalimentación puede ser útil para reducir el estrés y afrontar el dolor neuropático. Durante una sesión de biorretroalimentación, sensores eléctricos se aplican normalmente a diferentes partes del cuerpo, lo que permite el seguimiento de respuestas fisiológicas del cuerpo, como el ritmo cardíaco y la respiración en respuesta al dolor. Con el tiempo, eres capaz de monitorear y aprender a manejar conscientemente las respuestas fisiológicas del cuerpo utilizando la máquina de retroalimentación. Se empieza a reconocer las respuestas del cuerpo al dolor y se aprenden maneras de disminuirlo a través de ciertas técnicas como la relajación o la imaginación guiada.

Nueve
Vive Tu Vida

Así que aquí estamos en el último capítulo. Felicidades por llegar aquí. Tienes toda la vida por delante. Sé que tienes planes de vacaciones, actividades al aire libre, excursiones al museo, visitas al teatro y más. Sal y haz lo que te gusta y disfruta.

Despertar cada mañana y estar agradecido por ver otro día es una gran ayuda. Tuve que hacer este cambio. Incluso antes de mi neuropatía periférica y la incapacidad para correr o caminar, me levantaba algunas mañanas de mal humor, especialmente durante el invierno. Me encanta el clima cálido y el sol. Ahora me despierto sintiéndome agradecido de estar vivo un día más, incluso cuando está lloviendo y hace frío afuera. Encuentra maneras de incluir algo de diversión a tu día. Recuerda las cosas que solías hacer antes de la neuropatía periférica o el dolor crónico y mira si todavía eres capaz de hacer estas tareas o actividades.

No tengas miedo de buscar a la familia para pedirles ayuda si es necesario. A veces puede ser difícil preparar una comida, limpiar, dar un paseo y hacer las cosas sencillas. Haz la llamada telefónica a un familiar o amigo o pídele a alguien si estás viviendo en la misma casa. Yo lo he hecho a veces y he recibido la asistencia que necesitaba

Aquí está una lista de sólo de diez cosas de muchas que podrías hacer:

Haz paseos diarios por el parque.
Ten una noche de juegos con tus amigos.
Aprende algo nuevo.
Colabora en un hospital local.
Ve al museo.
Visita a familiares y amigos.
Lee una saga de libros o mira películas.
Revisa tus metas y sueños.

Comienza un diario de gratitud.

Desarrolla un nuevo pasatiempo por ejemplo, escribir.

En general, recuerda que debes ser agradecido por cada día y sentirte bien. Esto obra maravillas en tu mente, cuerpo y alma.

(Puede ser parte del área de miembros de por sólo un centavo el primer mes en: http://lwpnonline.com/thank-you .)

Preguntas Frecuentes (FAQ)

¿Qué es exactamente la neuropatía periférica?

En simples palabras, la neuropatía periférica es cualquier trastorno o condición que afecta lo periférico, es decir, los nervios fuera del cerebro y la médula espinal.

¿Qué tan común es la neuropatía periférica?

La neuropatía periférica es en realidad bastante común. La prevalencia se estima en alrededor del 3 al 8 por ciento de la población en general y afecta a alrededor de veinte millones de personas tan sólo en los Estados Unidos.

¿Cuáles son algunos de los síntomas comunes de la neuropatía periférica?

Las personas pueden experimentar diferentes síntomas de neuropatía periférica. En las primeras etapas, los síntomas pueden ir y venir, y un examen físico pueden incluso salir normal. Los síntomas suelen ser clasificados ya sea como sensoriales o motrices en naturaleza. Por lo general, los síntomas sensoriales vendrían primero, con síntomas motrices cada vez más prominentes a medida la neuropatía progresa.

Los síntomas sensoriales se refieren a aquellos síntomas que causan sensaciones alteradas. La parestesia es un término elegante que se utiliza a menudo para describir cualquier sensación anormal o inusual que las personas experimentan con la neuropatía periférica. Algunas parestesias comunes incluyen hormigueo, ardor, entumecimiento y sensaciones como de shock.

En muchos casos, estas parestesias tienen una distribución tipo "guante media". El término "guante media" significa que las sensaciones anormales a menudo comienzan en los dedos de los pies y en el resto del pie, se abren camino hasta las rodillas, y luego aparecen en las manos.

Algunos parestesias hacen que las personas sienten un dolor por cosas que normalmente no son dolorosas (por ejemplo, el agua tibia o fría en la piel se siente dolorosa). Otras personas, especialmente los diabéticos, han disminuido la sensación y sufren entumecimiento en sus pies. Los chequeos regulares de los pies son muy importantes para estas personas porque si se hieren o lesionan, es posible que no se den cuenta.

Los síntomas motrices de la neuropatía periférica normalmente se refieren a los efectos que la neuropatía tiene sobre el movimiento de una persona. Una de las quejas más comunes de las personas con neuropatía periférica es la debilidad muscular. Los músculos que rodean al nervio afectado puede incluso comenzar a consumirse y parecerán más pequeños de lo normal. Esto ocurre como resultado de que los músculos no son estimulados lo suficiente debido a los nervios dañados que se corren a través de ellos. En la exploración física los reflejos de una persona pueden estar disminuidos o ausentes. Esto se considera que es uno de los signos medibles de la neuropatía periférica. Esta condición puede afectar la manera en que una persona camina, así como su equilibrio. Debido a la disminución del equilibrio, las personas con grave neuropatía periférica son más propensas a las caídas y a las lesiones. Una persona con neuropatía periférica pueden tomar pasos más altos para evitar que sus dedos de los pies se arrastren y puedan abofetear a sus pies en el suelo al caminar.

¿Cuáles son algunas de las causas de la neuropatía periférica?

Las posibles causas de neuropatía periférica que han sido identificadas son numerosas y variadas. De hecho, muchas enfermedades y condiciones diferentes pueden dar como resultado esta condición potencialmente debilitante. En ocasiones, la neuropatía periférica resultante es sólo temporal y se puede revertir por completo. Esto, por supuesto, realmente dependerá de la causa en particular y si es o no posible rectificar con el tratamiento apropiado. Otras veces, sin embargo, los síntomas de la neuropatía periférica pueden llegar a ser permanentes. Algunas de las enfermedades o afecciones más comunes que pueden causarla incluyen la compresión del nervio producto de una hernia discal en la espalda, la diabetes, los traumatismos, enfermedades autoinmunes, enfermedades graves, deficiencias nutricionales, el VIH o el alcoholismo.

¿Qué tipo de pruebas o estudios podría hacer mi médico?

Después una revisión completa de los antecedentes familiares, sociales y clínicos, tu médico puede dar inicio con algunos análisis de sangre básicos para asegurarse de que usted no tienes deficiencia de ciertas vitaminas, lo que puede ser una causa de la neuropatía. También pueden realizar una tomografía computarizada (TC) o una resonancia magnética (MRI) para buscar cualquier hernia que pueden cause neuropatía. Probablemente haga un examen neurológico para comprobar tus reflejos y fuerza muscular.

Aparte, tu médico puede hacer estudios más especializados. Es posible que busque hacer una biopsia del nervio donde toma una pequeña muestra de tu nervio para detectar cualquier anormalidad. Es posible que quiera hacer estudios de conducción nerviosa para ver qué tan bien tus nervios envían y reciben mensajes de señal.

¿Hay recursos adicionales o grupos de apoyo que me puedan ayudar?

Aquí tienes una lista de algunos recursos útiles. Además, puedes encontrar una lista de grupos de apoyo locales visitando la página de la Asociación Neuropatía señaladas aquí.

The Neuropathy Association
60 E. 42nd Street, Suite 942
New York, NY 10165
Phone: 212 692 0662
http://www.neuropathy.org

American Chronic Pain Association
PO Box 850
Rocklin, CA 95677
Phone: 800 533 3231
Fax: 916 632 3208
http://www.theacpa.org

Habla Conmigo

Si deseas arreglar sesiones de consultoría personalizadas o tienes preguntas generales, puedes contactarme por email en:

dlewis@livingwithperipheralneuropathy.com

Por favor dale Me Gusta a mi página de Facebook en:
https://Facebook.com/OvercomingNeuropathy

Outros Links

Estos son enlaces que están incluidos en capítulos previos para acceso rápido:

Meditación gratis
http://lwpnonline.com/optin

Plan de alimentación
http://lwpnonline.com/meal-plan

Área de miembros
http://lwpnonline.com/thank-you

Consultoría Introductoria
http://lwpnonline.com/coaching

Referencias y Recursos

Referencias

Ang, C. D., et al. "Vitamin B for treating peripheral neuropathy (review)." *The Cochrane Collaboration*. 2008, Issue 4.

Bauer, Joy. "Refined Grains: How Food Affects Health." www.joybauer.com/food-articles/refines-grains.aspx , January 12, 2014.

Beers, Mark, et al. *Merck Manual* (2nd ed.). Merck Research Laboratories, 2004.

"Diabetic Neuropathy." http://www.mayoclinic.org/diseases-conditions/diabetic-neuropathy/basics/causes , January 14, 2014.

" Emedicine" http://emedicine.medscape.com/article/325107-overview

Fauci, A. S. and E. Braunwald, et al. *Harrison's Principles of Internal Medicine* (17th ed.). McGraw Hill Companies, 2008.

Frontera, W. R., J. Silver, et al. *Essentials of Physical Medicine and Rehabilitation* (2nd ed.). Saunders, 2008

Goldman, Lee, et al. *Cecil's Textbook of Medicine* (23rd ed.). Elsevier Health Publishing, 2007.

Gordon, Jerry. "Ultimate Guide to B Vitamins." www.health.howstuffworks.com/wellness/food-nutrition/vitamin-supplements/vitamin-b.htm , January 9, 2014.

Gray, Nathan. Omega 3 fatty acids may prevent and treat nerve damage: Study http://mobile.nutraingredients.com/Research/Omega-3-fatty-acids-may-prevent-and-treat-nerve-damage-Study#.VKDKOF4AKA , January 9, 2014

Hadjivassiliou, M., R. A. Grunewald, et al. "Neuropathy Associated with Gluten sensitivity." *Journal Neurol Neurosurg Psychiatry* 77, no. 11 (November 2006): 1262 1266

Halat, K. M., and C. E. Dennehy. "Botanicals and Dietary Supplements in Diabetic Peripheral Neuropathy." *The Journal of the American Board of Family Practice* 16 (2003): 47 57

Hensle, Glenn. "Neurological (Nerve) Pain and Acupuncture." www.ezinearticles.com/?Neurological-(Nerve)-Pain-and-Acupunture&amp.com , January 15, 2014.

Jeong, I. S. "Effect of self foot reflexology on peripheral blood circulation and peripheral neuropathy in patients with diabetes mellitus." *Journal of Korean Acad Fundamental Nursing* 13, no. 2 (2006): 225 234

Jones, Niya. "9 Diet Dos and Don'ts for Diabetic Neuropathy." http://inhealth.cnn.com/managing-diabetic-nerve-pain/9-diet-dos-and-donts-for-diabetic-neuropathy/2;jsessionid=D006FF8D3057FB19038DE99BF41FFFBE?redirect=beme , January 16, 2014.

Ko, G. D., and N. B. Nowacki. "Omega 3 Fatty Acids for Neuropathic Pain: Case Series." *Clinical Journal of Pain* 26, no. 2 (February 2010): 168 172

McLaughlin, August. "Foods That Fight Neuropathy." www.livestrong.com , January 16, 2014.

"Peripheral Neuropathy; Alternative Treatments." www.mayoclinic.com , January 15, 2014.

"Peripheral Neuropathy Diet and Treatment." www.livestrong.com , January 16, 2014.

Roycor, Alberto. "What Is the Mediterranean Diet?" www.mediterraneandiet.com , January 9, 2104.

Schroder, S., and J. Liepert. "Acupuncture treatment improves nerve conduction in peripheral neuropathy." *Eur J Neurol* 14, no. 3 (March 2007): 276 281

Recursos

Puedes comprar tus suplementos en tu tienda online favorita, por ejemplo, Amazon (http://amzn.to/1zNswpa), una farmacia local o tienda de suplementos. Siempre informa a tu doctor de cualquier suplemento que tomes.

Estos son consejos y afirmaciones que desearía haber tenido cuando descubrí por primera vez que tenía neuropatía periférica. Podrían parecer pequeños e insignificantes, pero me ayudaron tremendamente con el paso de los años en otras áreas de mi vida también. *Peripheral Neuropathy: Daily Tips and Affirmations*: http://amzn.to/1vRuuG9.

www.ingramcontent.com/pod-product-compliance
Lightning Source LLC
Chambersburg PA
CBHW070614290526
45790CB00002B/909